Rekoefeningen voor senioren boven de 60

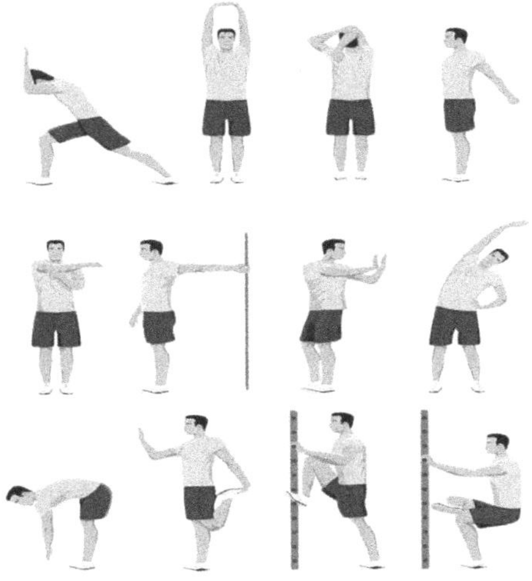

Zachte bewegingen voor een gezondere jij om flexibel en actief te blijven in je Gouden Eeuw

Diana E.Allison

Vrijwaring

De hier verstrekte informatie is gebaseerd op gedegen onderzoek en is niet bedoeld als vervanging voor professionele diagnose, behandeling of zorg. Raadpleeg uw arts of gekwalificeerde zorgverlener als u medische zorgen heeft. Let op: dit hulpmiddel is geen remedie, maar uitsluitend bedoeld voor managementdoeleinden. Individuele reacties op de behandeling kunnen variëren, en gepersonaliseerde medische begeleiding is essentieel voor een juiste diagnose, behandeling en beheer van gezondheidsproblemen.

Inhoudsopgave

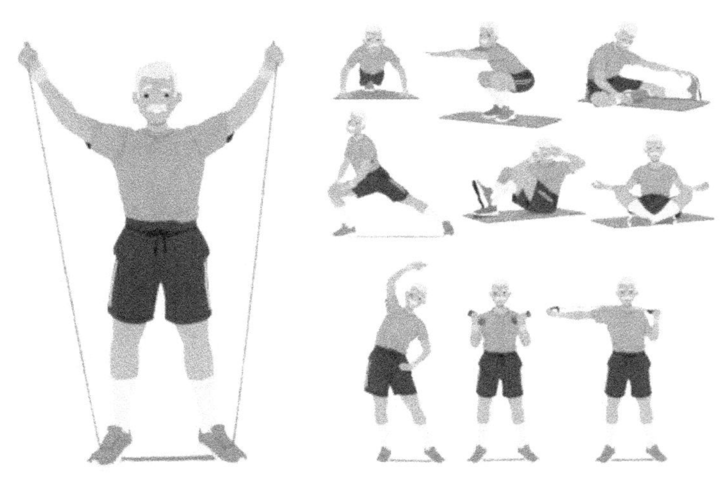

Invoering

Welkom op een reis van hernieuwde vitaliteit en flexibiliteit. Naarmate we ouder worden, wordt het behouden van een actieve levensstijl steeds belangrijker. Rekoefeningen gaan niet alleen over fit blijven; ze gaan over het verbeteren van uw levenskwaliteit, het voorkomen van blessures en het met gemak en comfort genieten van dagelijkse activiteiten.

Voor senioren kan het opnemen van regelmatig stretchen in uw routine tot opmerkelijke voordelen leiden. Stel je voor dat je elke ochtend wakker wordt met minder stijfheid, je de hele dag energieker voelt en vrij en zelfverzekerd kunt bewegen. Deze zachte bewegingen zijn ontworpen om u te helpen precies dat te bereiken.

In deze gids verkennen we een verscheidenheid aan rekoefeningen die speciaal op uw behoeften zijn afgestemd. Of je nu een doorgewinterde sporter bent of nieuw op het gebied van fitness, deze rekoefeningen zijn eenvoudig, veilig en zeer effectief. Ons doel is om u sterker, flexibeler en klaar te laten voelen om elk moment van uw gouden jaren te omarmen.

Laten we samen dit pad naar een betere gezondheid inslaan en ontdekken hoe een paar minuten stretchen per dag uw leven kan veranderen. Maak je klaar om je jeugdiger, levendiger en actiever te voelen dan ooit tevoren!

Het belang van stretchen voor senioren

Rekken speelt een cruciale rol in de gezondheid en het welzijn van senioren en biedt een groot aantal voordelen die het dagelijks leven en de algehele vitaliteit verbeteren. Naarmate we ouder worden, verliezen onze spieren op natuurlijke wijze hun elasticiteit en worden gewrichten stijver, waardoor bewegen uitdagender wordt. Door regelmatig stretchen in uw routine op te nemen, kunt u deze effecten tegengaan en aanzienlijke voordelen bieden:

1. **Flexibiliteit behouden**: Rekken helpt de flexibiliteit van spieren en gewrichten te verbeteren en te behouden. Deze grotere flexibiliteit vertaalt zich in een beter bewegingsbereik, waardoor senioren hun dagelijkse activiteiten met meer gemak en comfort kunnen uitvoeren.

2. **Verbetering van de houding**: Een goede houding is essentieel voor het evenwicht en het verminderen van het risico op vallen, wat vooral schadelijk kan zijn voor senioren. Rekoefeningen bevorderen een goede uitlijning van de wervelkolom en spieren, wat bijdraagt aan een betere houding en stabiliteit.

3. **Vermindering van spierspanning en pijn:** Rekken helpt de spierspanning te verlichten en de kans op spierpijn te verminderen na fysieke activiteit of langdurig zitten of staan. Dit kan de mobiliteit verbeteren en het ongemak verminderen.

4. **Verbetering van de bloedcirculatie:** Het uitvoeren van rekbewegingen stimuleert de bloedtoevoer naar spieren en gewrichten, waardoor een betere bloedcirculatie door het lichaam wordt bevorderd. Een verbeterde bloedsomloop draagt bij aan een snellere genezing van blessures en een betere algehele cardiovasculaire gezondheid.

5. **Energieniveaus verhogen:** Regelmatig strekken kan het energieniveau verhogen door de bloedstroom en de zuurstoftoevoer naar de weefsels te vergroten. Dit kan ertoe leiden dat u zich gedurende de dag sterker en minder vermoeid voelt.

6. **Voorkomen van blessures:** Flexibele spieren en gewrichten zijn minder vatbaar voor blessures zoals verrekkingen, verstuikingen en spiertrekkingen. Rekken helpt het lichaam voor te bereiden op fysieke activiteiten en vermindert het risico op blessures tijdens het sporten of dagelijkse taken.

7. **Verbetering van het mentale welzijn:** Rekoefeningen kunnen een positieve invloed hebben op de geestelijke gezondheid door ontspanning te bevorderen, stressniveaus te verminderen en de

algehele stemming te verbeteren. Deze holistische benadering van fitness kan bijdragen aan een betere kwaliteit van leven op oudere leeftijd.

Het opnemen van een verscheidenheid aan rekoefeningen in uw dagelijkse routine, afgestemd op uw individuele behoeften en mogelijkheden, kan uw fysieke en mentale welzijn aanzienlijk verbeteren terwijl u door de gouden jaren navigeert. Omarm de voordelen van stretchen en geniet van een actiever, vervullender leven met verbeterde mobiliteit en vitaliteit.

Voordelen van regelmatig strekken

Regelmatig stretchen biedt een breed scala aan voordelen die bijdragen aan zowel de lichamelijke gezondheid als het algehele welzijn, vooral voor senioren. Dit zijn de belangrijkste voordelen:

1. **Verbeterde flexibiliteit en bewegingsbereik:** Rekoefeningen helpen de spieren te verlengen en de flexibiliteit van de gewrichten te vergroten, waardoor een beter bewegingsbereik mogelijk wordt. Deze flexibiliteit is essentieel voor het gemakkelijk uitvoeren van dagelijkse activiteiten en het verminderen van het risico op blessures.

2. **Verbeterde spierfunctie**: Rekken bevordert een betere spiercoördinatie en balans, die cruciaal

zijn voor het behouden van de stabiliteit en het voorkomen van vallen, een groot probleem voor senioren.

3. **Verminderde spierspanning en pijn:** Rekken ontspant gespannen spieren en verlicht de stijfheid, waardoor verlichting wordt geboden van ongemak dat vaak gepaard gaat met ouder worden, langdurig zitten of lichamelijke activiteit.

4. **Betere houding en uitlijning:** Rekken helpt bij het corrigeren van spieronevenwichtigheden, het verbeteren van de houding en het correct uitlijnen van de wervelkolom. Dit kan de belasting van de rug en nek verminderen, waardoor de algehele lichaamsmechanica wordt verbeterd.

5. **Verbeterde circulatie:** Rekken verhoogt de bloedtoevoer naar spieren en gewrichten, waardoor een betere bloedcirculatie door het lichaam wordt bevorderd. Verbeterde bloedsomloop ondersteunt sneller herstel van blessures en draagt bij aan de cardiovasculaire gezondheid.

6. **Stressverlichting en ontspanning:** Door deel te nemen aan rekoefeningen wordt de ontspanning

bevorderd door de spanning die in de spieren is opgeslagen, los te laten. Dit kan het stressniveau verlagen, het humeur verbeteren en bijdragen aan een beter mentaal welzijn.

7. **Preventie van blessures:** Flexibele spieren en pezen raken minder snel gespannen of raken gewond tijdens fysieke activiteiten of dagelijks taken. Regelmatig strekken bereidt het lichaam voor op beweging en vermindert het risico op spierverrekkingen, verstuikingen en andere verwondingen.

8. **Verbeterde prestaties bij fysieke activiteiten:** Verhoogde flexibiliteit en verbeterde spierfunctie vertalen zich in betere prestaties bij sport, recreatieve activiteiten en dagelijkse taken, waardoor senioren een actieve levensstijl kunnen behouden.

9. **Ondersteuning voor gezamenlijke gezondheid**: Rekken helpt de gezondheid van de gewrichten te behouden door de smerende synoviale vloeistof te behouden en stijfheid te voorkomen die kan leiden tot artritis of andere gewrichtsproblemen.

10. **Bevordering van een lang leven en kwaliteit van leven**: Door de flexibiliteit te verbeteren, de

spierspanning te verminderen en de algehele lichamelijke gezondheid te ondersteunen, kan regelmatig stretchen bijdragen aan een hogere levenskwaliteit en de onafhankelijkheid bevorderen naarmate mensen ouder worden.

Regelmatig stretchen is niet alleen een eenvoudige routine; het is een manier om uw fysieke en mentale welzijn te behouden en te verbeteren naarmate u ouder wordt. De voordelen van rekoefeningen voor senioren zijn diepgaand en verreikend, van het verbeteren van de flexibiliteit en het bewegingsbereik tot het verminderen van spierspanning en het verbeteren van de algehele houding en balans.

Hoofdstuk 1: Veiligheidstips

Opwarmen

Opwarmen vóór het stretchen is essentieel om uw spieren en gewrichten voor te bereiden op activiteit, waardoor het risico op blessures wordt verminderd en de effectiviteit van uw stretchroutine wordt vergroot. Volg deze tips om een veilige en effectieve warming-up te garanderen:

1. **Begin met lichte aërobe activiteit:** Begin uw warming-up met 5-10 minuten lichte aerobe oefeningen, zoals wandelen, ter plaatse marcheren of fietsen op een hometrainer. Dit verhoogt uw hartslag en de bloedtoevoer naar uw spieren.

2. **Focus op dynamische bewegingen**: Neem dynamische bewegingen op die de bewegingen nabootsen die u tijdens het stretchen gaat doen. Armcirkels, beenbewegingen of zachte draaiingen kunnen bijvoorbeeld helpen de

gewrichten losser te maken en de flexibiliteit te vergroten.

3. **Verhoog geleidelijk de intensiteit:** Verhoog geleidelijk de intensiteit van uw warming-upactiviteiten. Begin met zachte bewegingen en ga geleidelijk over naar oefeningen met een groter bewegingsbereik naarmate uw spieren soepeler aanvoelen.

4. **Voeg specifieke gewrichtsbewegingen toe**: Besteed aandacht aan de gebieden waarop u zich tijdens uw stretchroutine zult richten. Beweeg uw gewrichten door hun volledige bewegingsbereik om de gewrichtscapsules te smeren en ze voor te bereiden op het strekken.

5. **Luister naar je lichaam**: Let tijdens de warming-up op hoe je lichaam aanvoelt. Het is normaal dat u een lichte temperatuurstijging en licht zweten voelt, maar u mag geen pijn of ongemak ervaren. Als u dat doet, pas dan uw intensiteit of techniek aan.

6. **Blijf gehydrateerd**: Drink water voor en na je warming-up om gehydrateerd te blijven. Een goede hydratatie ondersteunt de spierfunctie en

helpt de lichaamstemperatuur tijdens het sporten te reguleren.

Door deze warming-uptips in uw rekoefeningen op te nemen, zorgt u ervoor dat uw spieren voldoende zijn voorbereid op activiteit, waardoor het risico op verrekkingen of blessures wordt verminderd. Een goede warming-up vergroot niet alleen de effectiviteit van uw rekoefeningen, maar legt ook de basis voor een veilige en plezierige trainingssessie.

Technisch correct

Het handhaven van de juiste techniek tijdens rekoefeningen is cruciaal om de voordelen te maximaliseren en blessures te voorkomen, vooral voor senioren. Volg deze richtlijnen om veilig en effectief strekken te garanderen:

1. **Eerst opwarmen:** Begin altijd met een rustige warming-up om de bloedtoevoer naar uw spieren te vergroten en ze voor te bereiden op het strekken. Dit helpt de spierstijfheid te verminderen en de flexibiliteit te verbeteren.

2. **Begin langzaam**: Begin elke rekoefening langzaam en voorzichtig, zonder te stuiteren of te schokken. Ga rustig aan tot u een lichte spanning voelt, en stop voordat u pijn voelt.

3. **Houd elke rek vast**: Houd elke rekoefening 15-30 seconden vast, of langer als dit comfortabel is, zodat uw spieren de tijd krijgen om te ontspannen en langer te worden. Houd uw adem niet in; adem in plaats daarvan diep en gelijkmatig in.

4. **Focus op de spiergroep**: Concentreer u bij elke rekoefening op de specifieke spiergroep waarop u zich richt. Visualiseer de spierverlenging en geleidelijk toenemende flexibiliteit.

5. **Vermijd overstrekking**: Rek uit tot het punt van licht ongemak, maar nooit tot het punt van pijn. Overstrekking kan spierspanningen of ander letsel veroorzaken, vooral bij oudere volwassenen.

6. **Gebruik de juiste uitlijning**: Zorg voor een goede lichaamsuitlijning tijdens elke rekoefening. Houd bijvoorbeeld uw wervelkolom neutraal en uw schouders ontspannen wanneer u de nek en bovenrug strekt.

7. **Wijzig indien nodig**: Als u gewrichtsproblemen of specifieke gezondheidsproblemen heeft, pas dan de rekoefeningen aan om aan uw behoeften

te voldoen. Raadpleeg een zorgverlener of fysiotherapeut voor persoonlijk advies.

8. **Blijf consistent:** Neem stretchen op in uw dagelijkse routine om de flexibiliteit in de loop van de tijd te behouden en te verbeteren. Consistentie is de sleutel tot het profiteren van de langetermijnvoordelen van rekoefeningen.

Door deze richtlijnen voor de juiste techniek te volgen, kunt u stretchen veilig en effectief in uw fitnessregime opnemen. Houd er rekening mee dat stretchen goed moet aanvoelen en moet bijdragen aan uw algehele welzijn zonder ongemak of pijn te veroorzaken.

Luisteren naar je lichaam

Luisteren naar je lichaam is essentieel tijdens rekoefeningen, vooral voor senioren, om de veiligheid te garanderen en de voordelen van je routine te maximaliseren. Hier zijn de belangrijkste overwegingen om u te helpen afstemmen op de signalen van uw lichaam:

1. **Respecteer uw grenzen:** Begrijp dat de flexibiliteit en het bewegingsbereik van iedereen variëren. Respecteer de huidige mogelijkheden

van uw lichaam en voorkom dat u buiten comfortabele grenzen gaat.

2. **Besteed aandacht aan sensaties**: Let tijdens het strekken op de sensaties in uw spieren en gewrichten. Licht ongemak of spanning is normaal, maar scherpe pijn of overmatig ongemak geeft aan dat u de rekoefeningen moet ontspannen.

3. **Adem aandachtig:** Gebruik je adem als gids. Adem diep en ritmisch in tijdens het strekken om je spieren te helpen ontspannen en de effectiviteit van elk strekken te vergroten.

4. **Wijzig indien nodig**: Als een rekoefening te intens aanvoelt of pijn veroorzaakt, pas deze dan aan in een comfortabelere positie of probeer een andere rekoefening die op dezelfde spiergroep is gericht. Er is geen one-size-fits-all aanpak, dus ontdek wat het beste voor u werkt.

5. **Wees geduldig en zachtaardig**: Gun uzelf de tijd om de flexibiliteit geleidelijk te verbeteren. Vermijd plotselinge of krachtige bewegingen die spieren of gewrichten kunnen belasten. Zachte, gestage vooruitgang is de sleutel tot succes op de lange termijn.

6. **Luister naar feedback:** Je lichaam geeft feedback via sensaties van strekken, strakheid of ontspanning. Leer deze signalen te interpreteren om uw stretchroutine dienovereenkomstig aan te passen.

7. **Blijf gehydrateerd:** Zorg voor een goede hydratatie voor en na rekoefeningen. Uitdroging kan bijdragen aan spierstijfheid en krampen, waardoor uw vermogen om effectief te strekken wordt beïnvloed.

8. **Raadpleeg een professional:** Als u chronische pijn, specifieke gezondheidsproblemen of zorgen over rekoefeningen heeft, raadpleeg dan een zorgverlener of fysiotherapeut voor persoonlijke begeleiding.

Door naar uw lichaam te luisteren en de signalen ervan te respecteren tijdens rekoefeningen, kunt u een veilige en effectieve routine ontwikkelen die uw algehele gezondheid en welzijn ondersteunt. Pas uw rekoefeningen indien nodig aan, houd rekening met de reacties van uw lichaam en geniet van de voordelen van verbeterde flexibiliteit en mobiliteit.

Wanneer moet u medisch advies inwinnen

Hoewel rekoefeningen talloze voordelen bieden voor senioren, is het belangrijk om rekening te houden met de reacties van uw lichaam en indien nodig medisch advies in te winnen. Hier zijn situaties waarin het raadplegen van een beroepsbeoefenaar in de gezondheidszorg wordt aanbevolen:

1. **Aanhoudende pijn:** Als u aanhoudende of scherpe pijn ervaart tijdens of na rekoefeningen, vooral in specifieke gewrichten of spieren, kan dit duiden op een onderliggend probleem zoals artritis, peesontsteking of spierspanning.

2. **Verminderd bewegingsbereik:** Als u ondanks regelmatig strekken een plotselinge of geleidelijke afname van uw bewegingsbereik opmerkt, kan dit een teken zijn van gewrichtsstijfheid, ontsteking of andere aandoeningen van het bewegingsapparaat die evaluatie vereisen.

3. **Moeilijkheden bij het uitvoeren van dagelijkse activiteiten**: Als stijfheid of pijn bij rekoefeningen uw vermogen om dagelijkse activiteiten uit te voeren, zoals lopen, traplopen of opstaan uit een stoel, belemmert, is het

belangrijk om deze symptomen met een zorgverlener te bespreken.

4. **Nieuwe symptomen**: Als u na het strekken nieuwe symptomen krijgt, zoals zwelling, gevoelloosheid, tintelingen of zwakte in spieren of gewrichten, kan dit wijzen op een letsel of een zenuwprobleem waarvoor medische aandacht nodig is.

5. **Reeds bestaande medische aandoeningen:** Als u reeds bestaande medische aandoeningen heeft, zoals osteoporose, artrose, hart- en vaatziekten of diabetes, raadpleeg dan uw arts voordat u met een nieuwe rekoefeningen begint, om er zeker van te zijn dat deze veilig en geschikt is voor uw gezondheidstoestand.

6. **Recente operatie of letsel:** Als u onlangs een operatie heeft ondergaan of herstellende bent van een blessure, vraag dan advies aan uw zorgverlener of fysiotherapeut voordat u rekoefeningen doet om complicaties of tegenslagen in uw herstel te voorkomen.

7. **Aanhoudende zwelling van de gewrichten**: Als u aanhoudende zwelling of ontsteking in uw gewrichten ervaart, vooral na rekoefeningen, kan

dit duiden op een onderliggende gewrichtsaandoening die medische evaluatie en behandeling vereist.

8. **Onverklaarbare vermoeidheid of zwakte:** Als u zich tijdens of na rekoefeningen ongewoon vermoeid of zwak voelt, kan dit een teken zijn van overbelasting, uitdroging of een onderliggend medisch probleem dat medische beoordeling rechtvaardigt.

Door de reacties van uw lichaam te monitoren en indien nodig medisch advies in te winnen, kunt u ervoor zorgen dat uw stretchroutine uw algehele gezondheid en welzijn ondersteunt zonder de veiligheid in gevaar te brengen. Uw zorgverlener kan u persoonlijke aanbevelingen en begeleiding geven om u te helpen optimale resultaten te behalen met uw rekoefeningen.

Hoofdstuk 2: Rekken van het bovenlichaam

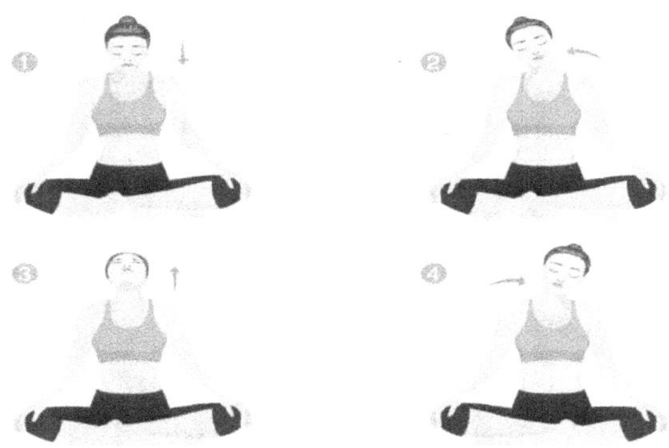

Nek stretch

De nekstretch is een eenvoudige maar effectieve oefening om spanning te verlichten en de flexibiliteit in de nek en bovenste schouders te verbeteren. Volg deze stappen voor een veilige en effectieve nekstrekking:

1. **Zit of sta rechtop**: Zorg voor een goede houding met ontspannen schouders en rechte rug.

2. **Kantel langzaam je hoofd:** Kantel uw hoofd voorzichtig naar één kant en breng uw oor naar uw schouder. Vermijd het optillen of draaien van uw schouder; hou het ontspannen.

3. **Houd de rek vast**: Houd deze positie 15-30 seconden vast en voel een zachte rek langs de zijkant van uw nek en schouder.

4. **Van kant wisselen:** Breng uw hoofd terug naar de middenpositie en herhaal de rekoefening aan de andere kant.

5. **Haal diep adem:** Haal langzaam en diep adem terwijl je elke rekoefening vasthoudt om de spieren te helpen ontspannen en de rekoefening te verdiepen.

6. **Herhaal indien nodig:** U kunt de nekstrekking meerdere keren per dag uitvoeren, vooral als u lange tijd achter een bureau of computer zit.

Veiligheidstips:
- **Vermijd overstrekking:** Rek slechts uit tot het punt waarop u een lichte trekkracht voelt; forceer het stuk niet en veroorzaak geen pijn.

- **Wees zachtaardig**: De nek is gevoelig, dus wees zacht en geleidelijk in uw bewegingen.

- **Raadpleeg een professional:** Als u nekpijn of een voorgeschiedenis van nekletsel heeft, raadpleeg dan een zorgverlener of fysiotherapeut voordat u nekstrekoefeningen uitvoert.

Het opnemen van de nekstretch in uw dagelijkse routine kan de stijfheid helpen verlichten, de houding verbeteren en het ongemak in de nek en schouders verminderen, waardoor de algehele gezondheid en het welzijn van de nek wordt bevorderd.

Schouder stretch

De schouder stretch helpt de flexibiliteit te verbeteren en de spanning in de schouders en bovenrug te verlichten. Volg deze stappen om een veilige en effectieve schouder stretch uit te voeren:

1. **Sta rechtop of zit comfortabel**: Zorg voor een goede houding met uw rug recht en uw schouders ontspannen.

2. **Reik over uw lichaam**: Strek één arm over uw borst op schouderhoogte, houd deze recht maar niet op slot.

3. **Gebruik je andere hand:** Gebruik uw andere hand om uw uitgestrekte arm voorzichtig naar uw borst te trekken. Vermijd te hard trekken; het stuk moet zacht en comfortabel zijn.

4. **Houd de rek vast**: Houd deze positie 15-30 seconden vast en voel een rek in de achterkant van uw schouder en bovenarm.

5. **Wissel van kant**: Laat de stretch los en herhaal met de andere arm.

6. **Adem diep in**: Haal langzaam en diep adem terwijl u elke rekoefening vasthoudt om uw spieren te ontspannen en de rekoefening te verdiepen.

7. **Herhaal indien nodig**: U kunt de schouder stretch meerdere keren per dag uitvoeren, vooral als u spanning of ongemak in uw schouders ervaart.

Veiligheidstips:
- **Vermijd schokkende bewegingen:** Voer het stuk uit met langzame, gecontroleerde bewegingen om spanning of letsel te voorkomen.

- **Wijzig indien nodig:** Als u schouderproblemen of bewegingsbeperkingen heeft, pas dan de stretch aan in een comfortabele positie of raadpleeg een zorgverlener.

- **Luister naar je lichaam:** Stop met strekken als u pijn of ongemak ervaart die verder gaat dan een zacht rekgevoel.

Neem deze schouder stretch op in uw dagelijkse routine als onderdeel van een holistische benadering om de mobiliteit en het comfort van uw bovenlichaam te behouden. Het is een essentiële oefening binnen het raamwerk van ons boek, ontworpen om het algehele fysieke welzijn te verbeteren en een gezondere levensstijl in uw gouden jaren te bevorderen.

Borst stretch

Volg deze stappen om een veilige en effectieve borstrekoefening uit te voeren:

1. **Voorbereiden:** Ga rechtop staan met uw voeten op heupbreedte uit elkaar of zit rechtop op een stoel met een goede houding, waarbij u ervoor zorgt dat uw schouders ontspannen zijn en uw ruggengraat recht is.

2. **Interlace je vingers:** Vouw uw handen achter uw rug samen, met de handpalmen naar binnen gericht, of verstrengel uw vingers voor uw lichaam op borsthoogte.

3. **Open je borst:** Knijp langzaam uw schouderbladen samen en til uw armen voorzichtig op als u ze achter uw rug vasthoudt, of duw uw in elkaar gevlochten handen voorzichtig naar voren terwijl u uw armen gestrekt houdt. Deze actie opent je borst en schouders.

4. **Houd de rek vast:** Houd deze positie 15-30 seconden vast en voel een zachte rek langs de voorkant van uw borst en schouders. Vermijd het overmatig buigen van uw rug; houd uw wervelkolom neutraal.

5. **Adem diep in:** Haal diep en langzaam adem terwijl u de stretch vasthoudt. Adem in door je neus, uitbreiden je borst en adem langzaam uit door je mond om de ontspanning te bevorderen.

6. **Laat los en herhaal:** Laat het stuk langzaam los en ontspan je armen. Herhaal de rekoefening 2-3 keer, waarbij u elke keer uw handpositie iets

aanpast om een grondige rekoefening te
garanderen.

Veiligheidstips:
- **Vermijd overstrekking:** Rek uit tot het punt van milde spanning of ongemak, maar nooit tot het punt van pijn.

- **Behoud de controle**: Voer de stretch uit met langzame, gecontroleerde bewegingen om spanning of letsel te voorkomen.

- **Wijzig indien nodig:** Als u schouder- of nekklachten heeft, pas dan de handpositie aan of raadpleeg een arts voor alternatieve rekoefeningen.

Het opnemen van deze borststretch in uw normale routine kan de houding helpen verbeteren, de stijfheid in de borst en schouders verminderen en de algehele flexibiliteit van het bovenlichaam verbeteren.

Hoofdstuk 3:
Lichaamsstrekkingen

Hamstring-strekking

Het stretchen van de hamstrings is een cruciale oefening om de flexibiliteit te vergroten en de mobiliteit van het onderlichaam te verbeteren. Volg deze stappen om de hamstringstrekking effectief uit te voeren:

1. **Comfortabel zitten of staan:** Begin door op de rand van een stoel te zitten of met uw voeten op heupbreedte uit elkaar te staan en de knieën licht gebogen om de stabiliteit te behouden.

2. **Strek één been naar voren:** Strek één been recht voor u uit met uw hiel op de grond en de tenen naar boven gericht. Houd uw rug recht en uw schouders ontspannen.

3. **Scharnier bij de heupen:** Leun langzaam naar voren vanuit je heupen, houd je rug recht en reik naar je uitgestrekte voet. Vermijd het rond maken van uw rug.

4. **Voel de rek:** U zou een lichte rek langs de achterkant van uw dijbeen (hamstring) moeten voelen. Pas de intensiteit aan door verder naar voren te leunen of uw tenen naar u toe te trekken.

5. **Houd de rek vast**: Houd deze positie 15-30 seconden vast, terwijl u diep en gelijkmatig ademhaalt.

6. **Wissel van been**: Laat de stretch los en ga over naar het andere been, waarbij u dezelfde stappen herhaalt.

7. **Herhaal indien nodig**: Voer de hamstringstrekking 2-3 keer uit op elk been om de flexibiliteit te verbeteren en de spanning in de hamstrings te verminderen.

Veiligheidstips:
- **Vermijd stuiteren:** Voer het stuk uit met langzame, gecontroleerde bewegingen. Stuiteren kan de spieren belasten en tot blessures leiden.

- **Wijzig indien nodig**: Als u moeite heeft om bij uw voet te komen, gebruik dan een handdoek of riem om uw voet en trek deze voorzichtig naar u toe.

- **Raadpleeg een professional:** Als u chronische knie- of rugklachten heeft, raadpleeg dan een zorgverlener of fysiotherapeut voordat u hamstringstrekoefeningen uitvoert.

Door het stretchen van de hamstrings in uw routine op te nemen, kunt u de flexibiliteit van het onderlichaam behouden en verbeteren, waardoor dagelijkse activiteiten comfortabeler en leuker worden.

Kuit stretch

De kuitstretch is een nuttige oefening om de flexibiliteit van de onderbenen te vergroten en de mobiliteit te verbeteren. Volg deze stappen om de kuitstrek effectief uit te voeren:

1. **Zoek een stabiel oppervlak:** Ga voor ondersteuning met uw gezicht naar een muur of een stevig voorwerp staan. Plaats uw handen op de muur of houd de rugleuning van een stoel vast voor evenwicht.

2. **Stap terug:** Doe een stap achteruit met één voet, waarbij u beide voeten plat op de grond houdt en de tenen naar voren wijzen.

3. **Strek uw achterste been**: Houd uw achterste been recht met de hiel stevig op de grond.

4. **Leun naar voren**: Leun langzaam naar voren, verplaats uw gewicht naar uw voorste been terwijl u uw achterste hiel op de grond houdt. U zou een lichte rek in uw kuitspier moeten voelen.

5. **Houd de rek vast**: Houd deze positie 15-30 seconden vast, terwijl u rustig ademhaalt.

6. **Wissel van been**: Laat de stretch los en ga over naar het andere been, waarbij u dezelfde stappen herhaalt.

7. **Herhaal indien nodig:** Voer de kuitstrekking 2-3 keer uit op elk been om de flexibiliteit te verbeteren en de strakheid in de kuitspieren te verminderen.

Veiligheidstips:
- **Vermijd stuiteren:** Voer het stuk uit met langzame, gecontroleerde bewegingen. Stuiteren kan de spieren belasten en het risico op blessures vergroten.

- **Wijzig indien nodig:** Als u moeite heeft uw evenwicht te bewaren, voer de stretch dan uit terwijl u op een stoel zit, met één been tegelijk gestrekt.

- **Raadpleeg een professional:** Als u ernstige kuitpijn heeft of een voorgeschiedenis van kuitblessures heeft, raadpleeg dan een zorgverlener of fysiotherapeut voordat u de kuitstrekoefeningen uitvoert.

Door het stretchen van de kuiten in uw normale routine op te nemen, kunt u de flexibiliteit van uw onderbenen behouden, de bloedsomloop verbeteren en het ongemak dat gepaard gaat met strakke kuitspieren verminderen.

Quadriceps strekken

De quadriceps-stretch is essentieel voor het verbeteren van de flexibiliteit aan de voorkant van de dij en het verbeteren van de mobiliteit. Volg deze stappen om de quadriceps-stretch effectief uit te voeren:

1. **Sta rechtop:** Ga rechtop staan met uw voeten op heupbreedte uit elkaar en zorg voor een goede houding met ontspannen schouders en rechte ruggengraat.

2. **Houd vast aan ondersteuning**: Gebruik indien nodig een muur of een stevige stoel als ondersteuning om het evenwicht te bewaren.

3. **Buig één knie:** Buig uw rechterknie en til uw rechtervoet richting uw billen, waarbij u met uw rechterhand uw enkel of de bovenkant van uw voet vastpakt.

4. **Houd de knieën bij elkaar:** Houd uw knieën dicht bij elkaar. Laat uw knie niet naar voren bewegen; Duw in plaats daarvan uw heup voorzichtig iets naar voren om de rekoefening te verdiepen.

5. **Voel de rek**: U zou een lichte rek langs de voorkant van uw dij en heup moeten voelen. Houd de positie 15-30 seconden vast.

6. **Blijf ademen:** Adem tijdens het hele stuk diep en gelijkmatig in om je spieren te helpen ontspannen.

7. **Benen wisselen:** Laat het stuk los en schakel over naar het linkerbeen, waarbij u dezelfde stappen herhaalt.

8. **Herhaal indien nodig:** Voer de quadriceps-stretch 2-3 keer uit op elk been om de flexibiliteit te verbeteren en de strakheid in de quadriceps-spieren te verminderen.

Veiligheidstips:

- **Vermijd het overkoepelen van uw rug**: Houd uw onderrug in een neutrale positie en voorkom dat u deze tijdens het stretchen overmatig buigt.

- **Gebruik ondersteuning indien nodig:** Als evenwicht een uitdaging is, houd dan een stoel of muur vast voor ondersteuning.

- **Wijzig indien nodig:** Als u moeite heeft om bij uw voet te komen, gebruik dan een riem of handdoek die om uw enkel is geknoopt en trek deze voorzichtig naar uw billen.

- **Raadpleeg een professional:** Als u knie- of heupproblemen heeft, raadpleeg dan een zorgverlener of fysiotherapeut voordat u quadriceps-strekoefeningen uitvoert.

Door de quadriceps-stretch aan uw routine toe te voegen, kunt u de flexibiliteit van uw dijen behouden, de mobiliteit van het onderlichaam verbeteren en het algehele comfort tijdens dagelijkse activiteiten vergroten.

Hoofdstuk 4: Rekken van het hele lichaam

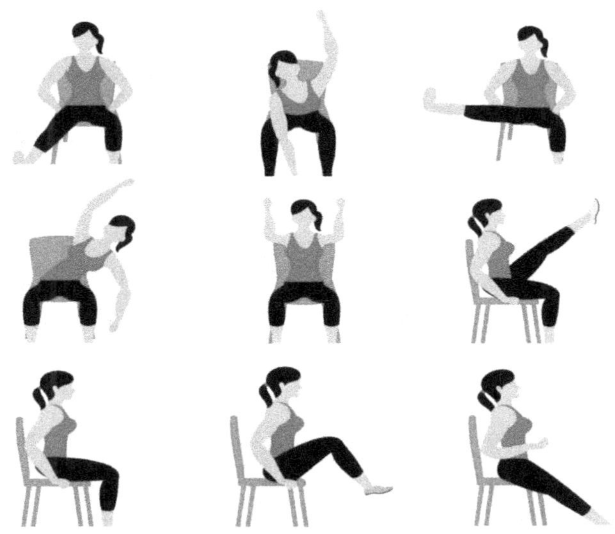

Zittende voorwaartse buiging

De zittende voorwaartse buiging is een effectieve rekoefening om de flexibiliteit van de hamstrings, onderrug en wervelkolom te verbeteren. Het is vooral geschikt voor senioren omdat het comfortabel zittend kan worden gedaan. Volg deze stappen om de zittende voorwaartse buiging veilig en effectief uit te voeren:

1. **Zit comfortabel**: Ga op de rand van een stevige stoel zitten met uw voeten plat op de grond, op heupbreedte uit elkaar. Zorg ervoor dat uw rug recht is en de schouders ontspannen zijn.

2. **Strek je benen**: Strek indien mogelijk uw benen recht voor u uit met uw hielen op de grond en uw tenen naar boven gericht. Als dit oncomfortabel is, kunt u uw knieën licht gebogen houden.

3. **Adem in en verleng je wervelkolom**: Haal diep adem en strek uw ruggengraat terwijl u rechtop zit.

4. **Adem uit en leun naar voren:** Terwijl je uitademt, buig je zachtjes naar je heupen en leun je naar voren. Reik met uw handen naar uw voeten en houd uw rug recht. Vermijd het rond maken van uw rug.

5. **Ga zo ver als comfortabel:** Reik zo ver als comfortabel is, zonder te spannen. Je zou een lichte rek langs je hamstrings en onderrug moeten voelen. Als u niet bij uw voeten kunt komen, plaats dan uw handen op uw schenen of knieën.

6. **Houd de rek vast:** Houd deze positie 15-30 seconden vast en adem diep en gelijkmatig in.

7. **Terug naar begin:** Ga langzaam weer omhoog naar een zittende positie terwijl u inademt, terwijl u uw ruggengraat recht houdt terwijl u optilt.

8. **Herhaal indien nodig**: Voer de zittende voorwaartse buiging 2-3 keer uit om de flexibiliteit te vergroten en de spanning in de rug en benen te verminderen.

Veiligheidstips:
- **Vermijd overbelasting:** Rek alleen uit tot het punt van lichte spanning of ongemak. Duw nooit tot het punt van pijn.

- **Handhaaf de juiste vorm:** Houd uw rug recht en scharnier op de heupen om te voorkomen dat uw onderrug wordt belast.

- **Wijzig indien nodig:** Als u strakke hamstrings of lage rugklachten heeft, houd dan uw knieën licht gebogen om de spanning te verminderen.

- **Gebruik rekwisieten:** Als het moeilijk is om bij je voeten te komen, gebruik dan een handdoek of een yogaband die je om je voeten wikkelt om te helpen bij het strekken.

- **Raadpleeg een professional:** Als u chronische rugpijn of problemen met de wervelkolom heeft, raadpleeg dan een zorgverlener of fysiotherapeut voordat u voorwaartse buigingen uitvoert.

Door de zittende voorwaartse buiging in uw normale routine op te nemen, kunt u de flexibiliteit in uw hamstrings en onderrug verbeteren, de mobiliteit van de wervelkolom verbeteren en het algehele comfort en welzijn bevorderen.

Kat-Koe Stretch

De Cat-Cow stretch is een uitstekende oefening voor senioren om de flexibiliteit en mobiliteit van de wervelkolom te verbeteren en om spanningen in de rug en nek te verlichten. Deze zachte, vloeiende beweging kan op de vloer of op een bed worden uitgevoerd. Volg deze stappen voor een veilige en effectieve Cat-Cow stretch:

1. **Uitgangspositie:** Begin op handen en knieën in een tafelbladpositie. Zorg ervoor dat uw polsen zich direct onder uw schouders bevinden en dat uw knieën zich onder uw heupen bevinden. Houd

uw rug plat en uw hoofd in een neutrale positie, terwijl u naar de grond kijkt.

2. **Kat poseert**:
   - **Uitademen**: Draai uw ruggengraat langzaam richting het plafond, waarbij u uw staartbeen en kin naar uw borst duwt. Laat je hoofd zakken en strek de achterkant van je nek.
   - **Houd even vast**: Voel de rek door je rug.

3. **Koe houding**:
   - **Inademen**: Buig uw rug, zodat uw buik naar de grond zakt. Til uw hoofd en staartbeen naar het plafond en kijk iets naar boven zonder uw nek te belasten.
   - **Houd even vast**: Voel de rek door je buik en borst.

4. **Stroom tussen poses**: Blijf wisselen tussen de houdingen van Kat en Koe, waarbij u uw ademhaling synchroniseert met uw bewegingen. Adem uit terwijl je in de Cat Pose gaat en adem in terwijl je in de Cow Pose gaat.

5. **Herhaal de reeks**: Voer de Cat-Cow-stretch uit gedurende 1-2 minuten, waarbij u soepel en voorzichtig tussen elke positie beweegt.

Veiligheidstips:

- **Beweeg langzaam:** Voer elke beweging langzaam en gecontroleerd uit om te voorkomen dat u uw rug of nek overbelast.

- **Adem diep in:** Synchroniseer uw ademhaling met uw bewegingen om de voordelen van de stretch te maximaliseren.

- **Wijzig indien nodig:** Als u polspijn heeft, probeer dan de rekoefeningen op uw vuisten of onderarmen uit te voeren in plaats van op uw handpalmen. Als alternatief kun je een zittende versie van Cat-Cow in een stoel doen.

- **Luister naar je lichaam:** Beweeg alleen binnen een bewegingsbereik dat comfortabel en pijnvrij aanvoelt. Als u enig ongemak ervaart, stop dan en raadpleeg een arts.

Door de Cat-Cow-stretch aan uw routine toe te voegen, kunt u de flexibiliteit van de wervelkolom verbeteren, de mobiliteit vergroten en de spanning in uw rug en nek verminderen. Deze zachte oefening is vooral gunstig voor senioren en bevordert de algehele gezondheid en het welzijn van de wervelkolom.

Hoofdstuk 5: Rekoefeningen

Ochtendroutine

Als u uw dag begint met een ochtendrekroutine, kunt u een positieve toon zetten voor de rest van de dag. Voor senioren kan een ochtendroutine gericht op zachte rekoefeningen de flexibiliteit vergroten, de bloedsomloop verbeteren en de stijfheid verminderen. Hier is een voorgestelde ochtendstrekroutine om u te helpen uw lichaam wakker te maken en u voor te bereiden op de komende dag:

1. **Nek stretch:**
   - **Startpositie:** Ga rechtop zitten of staan, met ontspannen schouders.
   - **Rekken:** Kantel uw hoofd langzaam naar één kant en breng uw oor naar uw schouder. Houd dit 15-30 seconden vast en wissel dan van kant.
   - **Voordeel**: Verlicht spanning in nek en schouders.

2. **Schouder stretch:**
   - **Startpositie:** Ga staan of zitten met uw

rug recht.

- o **Strek**: Strek één arm over uw lichaam en gebruik uw andere hand om uw arm voorzichtig naar uw borst te trekken. Houd dit 15-30 seconden vast en wissel dan van kant.
- o **Voordeel:** Verbetert de flexibiliteit en vermindert de stijfheid in de schouders.

3. **Borstrek:**

- o **Startpositie:** Ga rechtop staan of zitten met uw handen op uw rug gevouwen.
- o **Strek**: Til langzaam uw armen op en knijp uw schouderbladen zachtjes naar elkaar toe, waarbij u uw borst opent. Houd 15-30 seconden vast.
- o **Voordeel**: Verbetert de houding en verlicht de spanning in de borst en schouders.

4. **Zittende voorwaartse buiging**:

- o **Startpositie**: Ga op de rand van een stoel zitten met uw voeten plat op de grond.
- o **Strek**: Strek uw benen recht voor u uit en scharnier op uw heupen om naar voren te leunen en naar uw voeten te reiken. Houd 15-30 seconden vast.

- o **Voordeel:** Rekt de hamstrings en de onderrug uit, waardoor de flexibiliteit wordt verbeterd.

5. **Kat-koe stretch:**
   - o **Startpositie:** Begin op handen en knieën in een tafelbladpositie.
   - o **Kat pose:** Adem uit en rond je ruggengraat richting het plafond, terwijl je je kin tegen je borst drukt.
   - o **Koe poseert**: Adem in en buig uw rug, waarbij u uw hoofd en staartbeen naar het plafond tilt.
   - o **Herhalen**: Flow tussen kat en koe houdingen gedurende 1-2 minuten.
   - o **Voordeel**: Verhoogt de flexibiliteit van de wervelkolom en verlicht de rugspanning.

6. **Quadriceps strekken:**
   - o **Startpositie:** Ga rechtop staan en gebruik een muur of stoel als steun.
   - o **Strek**: Buig één knie en breng uw hiel naar uw billen, terwijl u uw enkel vasthoudt met uw hand. Houd uw knieën dicht bij elkaar. Houd 15-30 seconden vast, **wissel dan van kant.**

- o **Voordeel**: Rekt de voorkant van de dij uit, waardoor de flexibiliteit van het onderlichaam wordt verbeterd.

7. **Kuit stretch:**
   - o **Startpositie:** Ga met je gezicht naar de muur staan en plaats je handen op de muur ter ondersteuning.
   - o **Rekken:** Zet een voet naar achteren en druk je hiel in de grond terwijl je je voorste knie buigt. Houd dit 15-30 seconden vast en wissel dan van kant.
   - o **Voordeel**: Verbetert de flexibiliteit van de kuitspieren en verbetert de bloedcirculatie in de onderbenen.

8. **Hamstring-stretch:**
   - o **Startpositie**: Ga op de rand van een stoel zitten met één been recht naar voren.
   - o **Strek:** Leun naar voren vanuit uw heupen, reik naar uw tenen terwijl u uw rug recht houdt. Houd dit 15-30 seconden vast en wissel dan van kant.
   - o **Voordeel:** Verbetert de flexibiliteit in de hamstrings en vermindert de stijfheid van de onderrug.

Veiligheidstips:

- **Beweeg voorzichtig**: Voer elke rekoefening uit met langzame, gecontroleerde bewegingen om blessures te voorkomen.

- **Haal diep adem:** Adem tijdens elk stuk diep en gelijkmatig in om je spieren te helpen ontspannen.

- **Wijzig indien nodig:** Pas elk stuk aan uw comfortniveau aan en gebruik indien nodig ondersteuning.

- **Luister naar je lichaam**: Stop met elke rekoefening die pijn veroorzaakt en raadpleeg indien nodig een arts.

Door deze ochtendroutine in uw dagelijkse schema op te nemen, kunt u de dag flexibeler en energieker beginnen en klaar zijn voor de komende activiteiten.

Avondroutine

Als u uw dag afsluit met een rekoefening in de avond, kunt u uw spieren ontspannen, spanning verminderen en een betere slaap bevorderen. Voor senioren kan een zachte rekoefening in de avond ook de algehele flexibiliteit en mobiliteit verbeteren. Hier is een

suggestie voor stretching in de avond om u te helpen
ontspannen en u voor te bereiden op een goede
nachtrust:

1. **Nek stretch:**
    - **Startpositie:** Ga rechtop zitten of staan,
      met ontspannen schouders.
    - **Strek**: Kantel uw hoofd langzaam naar
      één kant en breng uw oor naar uw
      schouder. Houd dit 15-30 seconden vast
      en wissel dan van kant.
    - **Voordeel**: Verlicht de spanning in de nek
      en schouders die zich gedurende de dag
      ophoopt.

2. **Schouderrol:**
    - **Startpositie:** Ga zitten of staan met uw
      rug recht.
    - **Beweging:** Rol uw schouders gedurende
      10-15 seconden in een cirkelvormige
      beweging naar voren en rol ze vervolgens
      nog eens 10-15 seconden naar achteren.
    - **Voordeel:** Maakt strakke schouderspieren
      los en verbetert de bloedsomloop.

3. **Borstrek:**
    - **Startpositie**: Ga rechtop staan of zitten
      met uw handen op uw rug gevouwen.

- Strek: Til langzaam uw armen op en knijp uw schouderbladen zachtjes naar elkaar toe, waarbij u uw borst opent. Houd 15-30 seconden vast.
- **Voordeel:** Opent de borstkas en helpt een slechte houding tegen te gaan.\

4. **Zittende voorwaartse buiging:**
   - **Startpositie:** Ga op de rand van een stoel zitten met uw voeten plat op de grond.
   - **Strek:** Strek uw benen recht voor u uit en scharnier op uw heupen om naar voren te leunen en naar uw voeten te reiken. Houd 15-30 seconden vast.
   - **Voordeel:** Rekt de hamstrings en de onderrug uit, waardoor de spanning afneemt.

5. **Kat-koe stretch:**
   - **Startpositie:** Begin op handen en knieën in een tafelbladpositie.
   - **Kat poseert:** Adem uit en rond je ruggengraat richting het plafond, terwijl je je kin tegen je borst drukt.
   - **Koe houding:** Adem in en buig je rug, waarbij je je hoofd en staartbeen naar het plafond tilt.

- o **Herhalen:** Stroom tussen kat en koe houdingen gedurende 1-2 minuten.
- o **Voordeel:** Bevordert de flexibiliteit van de wervelkolom en verlicht de rugspanning.

6. **Heupflexor stretch:**
   - o **Startpositie**: Ga op één knie staan of knielen, met de andere voet vooraan, zodat u met beide benen een hoek van 90 graden maakt.
   - o **Rekken:** Duw je heupen zachtjes naar voren terwijl je je rug recht houdt. Houd dit 15-30 seconden vast en wissel dan van kant.
   - o **Voordeel**: Rekt de heupbuigers uit en helpt de spanning in de onderrug te verminderen.

7. **Quadriceps strekken:**
   - o **Startpositie:** Ga rechtop staan en gebruik een muur of stoel als steun.
   - o **Rekken:** Buig één knie en breng uw hiel naar uw billen, terwijl u uw enkel met uw hand vasthoudt. Houd uw knieën dicht bij elkaar. Houd dit 15-30 seconden vast en wissel dan van kant.

- o **Voordeel**: Rekt de voorkant van de dij uit, waardoor de ontspanning van het onderlichaam wordt bevorderd.

8. **Kuit stretch:**
   - o **Startpositie**: Ga met je gezicht naar de muur staan en plaats je handen op de muur ter ondersteuning.
   - o **Strek**: Zet een voet naar achteren en druk uw hiel in de grond terwijl u uw voorste knie buigt. Houd dit 15-30 seconden vast en wissel dan van kant.
   - o **Voordeel:** Verlicht de spanning in de kuitspieren en verbetert de bloedsomloop in de onderbenen.

9. **Hamstring-stretch:**
   - o **Startpositie**: Ga op de rand van een stoel zitten met één been recht naar voren.
   - o **Rekken:** Leun naar voren vanuit je heupen, reik naar je tenen terwijl je je rug recht houdt. Houd dit 15-30 seconden vast en wissel dan van kant.
   - o **Voordeel:** Verbetert de flexibiliteit in de hamstrings en vermindert de stijfheid van de onderrug.

10. Kindhouding:

- ○ **Startpositie:** Kniel op de grond met je grote tenen tegen elkaar en je knieën uit elkaar.
- ○ **Rekken:** Ga op je hielen zitten en strek je armen naar voren, waarbij je je borst naar de grond laat zakken. Houd 30 seconden tot 1 minuut vast.
- ○ **Voordeel:** Verlicht de spanning in de rug, heupen en schouders en bevordert ontspanning.

Veiligheidstips:

- **Beweeg voorzichtig:** Voer elk stuk uit met langzame, gecontroleerde bewegingen om letsel te voorkomen.
- **Haal diep adem:** Adem tijdens elk stuk diep en gelijkmatig in om je spieren te helpen ontspannen.
- **Wijzig indien nodig:** Pas elk stuk aan uw comfortniveau aan en gebruik indien nodig ondersteuning.
- **Luister naar je lichaam:** stop met elke rekoefening die pijn veroorzaakt en raadpleeg indien nodig een arts.

Door deze avondroutine in uw dagelijkse schema op te nemen, kunt u ontspannen, spierspanning verminderen en uw lichaam voorbereiden op een goede nachtrust.

Stoelgebaseerde routine

Een op een stoel gebaseerde stretchroutine is perfect voor senioren die mogelijk mobiliteitsproblemen hebben of de voorkeur geven aan een zittende oefeningsoptie. Deze routine richt zich op het verbeteren van de flexibiliteit, het verminderen van de stijfheid en het verbeteren van de algehele mobiliteit terwijl een stevige stoel ter ondersteuning wordt gebruikt.

1. **Nek stretch:**
     - **Startpositie:** Ga rechtop in een stoel zitten met uw voeten plat op de grond en uw schouders ontspannen.
     - **Strek**: Kantel uw hoofd langzaam naar één kant en breng uw oor naar uw schouder. Houd dit 15-30 seconden vast en wissel dan van kant.
     - **Voordeel**: Verlicht spanning in nek en schouders.

2. **Schouder stretch:**
     - **Startpositie**: Zit met uw rug recht en uw voeten plat op de grond.

- o **Rekken:** Strek één arm over uw lichaam en gebruik uw andere hand om uw arm voorzichtig naar uw borst te trekken. Houd dit 15-30 seconden vast en wissel dan van kant.
- o **Voordeel:** Verbetert de flexibiliteit en vermindert de stijfheid in de schouders.

3. **Borstrek:**
   - o **Startpositie:** Ga rechtop zitten met uw handen achter uw rug gevouwen.
   - o **Strek**: Til langzaam uw armen op en knijp uw schouderbladen zachtjes naar elkaar toe, waarbij u uw borst opent. Houd 15-30 seconden vast.
   - o **Voordeel**: Verbetert de houding en verlicht de spanning in de borst en schouders.

4. **Zittende voorwaartse buiging:**
   - o **Startpositie:** Ga op de rand van de stoel zitten met uw voeten plat op de grond.
   - o **Rekken:** Strek uw benen recht voor u uit en scharnier op uw heupen om naar voren te leunen en naar uw voeten te reiken. Houd 15-30 seconden vast.

- o **Voordeel:** Rekt de hamstrings en de onderrug uit, waardoor de flexibiliteit wordt verbeterd.

5. **Zittende kat-koe stretch:**
   - o **Startpositie:** Ga op de rand van de stoel zitten met uw voeten plat op de grond.
   - o **Kat pose:** Adem uit en rond je ruggengraat, terwijl je je kin tegen je borst drukt.
   - o **Koe houding**: Adem in en buig uw rug, waarbij u uw hoofd en borst optilt.
   - o **Herhalen**: Flow tussen kat en koe houdingen gedurende 1-2 minuten.
   - o **Voordeel**: Bevordert de flexibiliteit van de wervelkolom en verlicht de rugspanning.

6. **Zittende heupflexor stretch:**
   - o **Startpositie**: Ga op de rand van de stoel zitten met uw voeten plat op de grond.
   - o **Strek**: Beweeg één been naar achteren, waarbij u de knie laat buigen en de voet plat op de grond blijft, terwijl het andere been gebogen blijft in een hoek van 90 graden. Houd dit 15-30 seconden vast en wissel dan van kant.

- o **Voordeel:** Rekt de heupbuigers uit en vermindert de spanning in de onderrug.

7. **Zittende quadriceps stretchen:**
   - o **Startpositie**: Ga zijwaarts op de stoel zitten met één been gebogen en het andere been naar achteren gestrekt.
   - o **Strek**: Houd de rugleuning van de stoel vast voor ondersteuning en trek de enkel van uw gestrekte been voorzichtig naar uw billen. Houd dit 15-30 seconden vast en wissel dan van kant.
   - o **Voordeel:** Rekt de voorkant van de dij uit en bevordert de ontspanning van het onderlichaam.

8. **Zittende kuitstretch:**
   - o **Startpositie:** Ga op de rand van de stoel zitten met uw voeten plat op de grond.
   - o **Strek:** Strek één been uit en plaats de hiel op de grond met de tenen naar boven gericht. Leun iets naar voren om de rekoefening te verdiepen. Houd dit 15-30 seconden vast en wissel dan van kant.
   - o **Voordeel**: Verlicht de spanning in de kuitspieren en verbetert de bloedcirculatie in de onderbenen.

9. **Zittende hamstringstretch:**
   - o **Startpositie**: Ga op de rand van de stoel zitten met één been recht naar voren.
   - o **Rekken:** Leun naar voren vanuit je heupen, reik naar je tenen terwijl je je rug recht houdt. Houd dit 15-30 seconden vast en wissel dan van kant.
   - o **Voordeel:** Verbetert de flexibiliteit in de hamstrings en vermindert de stijfheid van de onderrug.

10. **Zittende zijwaartse stretch:**
    - o **Startpositie:** Ga rechtop zitten met uw voeten plat op de grond.
    - o **Rekken:** Strek één arm boven uw hoofd en leun voorzichtig naar de andere kant, terwijl u de rek langs uw zij voelt. Houd dit 15-30 seconden vast en wissel dan van kant.
    - o **Voordeel**: Rekt de zijkanten van uw romp uit, verbetert de flexibiliteit en verlicht de spanning.

Veiligheidstips:
- **Beweeg voorzichtig**: Voer elke rekoefening uit met langzame, gecontroleerde bewegingen om blessures te voorkomen.

- **Haal diep adem:** Adem tijdens elk stuk diep en gelijkmatig in om je spieren te helpen ontspannen.

- **Wijzig indien nodig**: Pas elke rek aan uw comfortniveau aan en gebruik indien nodig ondersteuning.

- Luister naar je lichaam: stop met elke rekoefening die pijn veroorzaakt en raadpleeg indien nodig een arts.

Door deze op een stoel gebaseerde routine in uw dagelijkse schema op te nemen, kunt u de flexibiliteit verbeteren, de spierstijfheid verminderen en het algehele comfort en welzijn verbeteren.

Hoofdstuk 6: Aanvullende tips

Stretching integreren in het dagelijks leven

Het integreren van stretchen in uw dagelijks leven is essentieel voor het behouden van de flexibiliteit, het verminderen van stijfheid en het bevorderen van het algehele welzijn, vooral voor senioren. Door stretchen een vast onderdeel van uw routine te maken, kunt u uw mobiliteit vergroten, uw houding verbeteren en het risico op blessures verminderen. Hier zijn enkele praktische manieren om stretchen in uw dagelijkse activiteiten te integreren:

1. **Ochtendroutine:**
   - **Begin uw dag goed:** Begin elke dag met een zachte ochtendstretchroutine om uw spieren en gewrichten wakker te maken. Eenvoudige rekoefeningen zoals het strekken van de nek, schouderrollen en zittende voorwaartse buigingen kunnen ervoor zorgen dat u zich flexibeler en energieker voelt.

o **Consistentie is de sleutel:** Maak er een gewoonte van om elke ochtend 5-10 minuten te stretchen. Dit zet een positieve toon voor de rest van je dag.

2. **Werkpauzes:**
   o **Micro-pauzes:** Neem korte pauzes tijdens uw werk of dagelijkse activiteiten om op te staan en te strekken. Dit is vooral belangrijk als u langere tijd zit.
   o **Stretch aan uw bureau:** Neem zittende rekoefeningen op, zoals zittende kat-koe-rekoefeningen, zittende zijrekoefeningen en enkelrollen terwijl u aan uw bureau werkt.

3. **Televisietijd:**
   o **Rek je uit terwijl je tv kijkt:** Gebruik reclameblokken of pauze tijdens het tv-kijken om een paar rekoefeningen te doen. Dit kan bestaan uit zittende hamstringstrekkingen, zittende kuitstrekoefeningen of zachte draaiingen van de wervelkolom.
   o **Multitasken:** Houd een yogamat of een comfortabele stoel in de buurt om je uit te strekken terwijl je geniet van je favoriete shows.

4. **Avondroutine:**
   o **Ontspan**: Sluit uw dag af met een ontspannende avondstretchroutine. Gebruik rekoefeningen zoals de zittende voorwaartse buiging, de kat-koe-stretch en de kinderhouding om uw lichaam te helpen ontspannen en zich voor te bereiden op de slaap.
   o Ontspanning bevorderen: Zachte rekoefeningen in de avond kunnen ook helpen de spanning te verminderen en een rustgevendere nachtrust te bevorderen.

5. **Opnemen in dagelijkse taken:**
   o **Rekken tijdens het koken**: Gebruik de tijd die u besteedt aan het wachten tot het water kookt of het voedsel kookt als een gelegenheid om een paar rekoefeningen te doen. Voer bijvoorbeeld kuitstrekoefeningen of heupbuigerstrekkingen uit.
   o **Huishoudelijke klusjes:** Integreer rekoefeningen in huishoudelijke taken. Doe bijvoorbeeld na het stofzuigen of vegen een staande quadriceps-stretch of een borststretch.

6. **Gebruik technologie:**
   - **Herinneringen:** Stel herinneringen in op uw telefoon of gebruik een rek-app om u de hele dag door te laten stretchen.
   - **Volg online gidsen:** Maak gebruik van online video's of gidsen met rekoefeningen die op maat zijn gemaakt voor senioren, zodat uw routine gevarieerd en boeiend blijft.

7. **Sociaal stretchen:**
   - **Groepsactiviteiten**: Sluit je aan bij een stretchingles of een yogagroep voor senioren. Het sociale aspect kan stretchen leuker maken en je gemotiveerd houden.
   - Stretchen met een vriend: Nodig een vriend of familielid uit om met je mee te stretchen. Dit kan een leuke manier zijn om betrokken te blijven bij je stretchroutine.

8. **Pas de rekoefeningen aan uw behoeften aan:**
   - **Pas aan**: Pas uw stretchroutine aan uw individuele behoeften en beperkingen aan. Concentreer u op de gebieden waar u de meeste spanning of stijfheid voelt.
   - **Luister naar je lichaam:** Let op de signalen van uw lichaam en pas uw

rekoefeningen dienovereenkomstig aan. Duw jezelf nooit tot het punt van pijn.

Veiligheidstips:
- **Beweeg voorzichtig:** Voer elk stuk uit met langzame, gecontroleerde bewegingen om letsel te voorkomen.
- **Adem diep in**: Haal tijdens elk stuk diep en gelijkmatig adem om uw spieren te helpen ontspannen.
- **Wijzig indien nodig:** Pas elk stuk aan uw comfortniveau aan en gebruik indien nodig ondersteuning.
- **Raadpleeg een professional:** Als u gezondheidsproblemen of chronische aandoeningen heeft, raadpleeg dan een zorgverlener of fysiotherapeut voordat u aan een nieuwe rekoefeningen begint.

Het integreren van stretchen in uw dagelijks leven kan uw flexibiliteit, mobiliteit en algehele kwaliteit van leven aanzienlijk verbeteren. Met deze praktische tips kunt u stretchen eenvoudig tot een vast en plezierig onderdeel van uw dagelijkse routine maken.

Consistent blijven

Het behouden van consistentie in uw rekroutine is van cruciaal belang om op de lange termijn de vruchten te kunnen plukken van verbeterde flexibiliteit, verminderde stijfheid en algeheel welzijn. Voor senioren kan het ontwikkelen en vasthouden aan een regelmatig stretchregime uw levenskwaliteit verbeteren en u helpen actief en onafhankelijk te blijven. Hier zijn enkele strategieën om u te helpen consistent te blijven met uw rekoefeningen:

1. **Stel realistische doelen:**
   - **Begin klein**: Begin met korte, beheersbare sessies van 5-10 minuten per dag en verleng de duur geleidelijk naarmate u zich meer op uw gemak voelt.
   - **Wees specifiek**: Stel duidelijke, haalbare doelen, zoals elke ochtend 10 minuten stretchen of drie stretchpauzes in uw dag inlassen.

2. **Creëer een routine:**
   - **Zelfde tijd, dezelfde plaats:** Wijs specifieke tijden van de dag aan om te stretchen, bijvoorbeeld 's ochtends en voor het slapengaan. Het hebben van een

consistent schema helpt om een gewoonte aan te leren.

- ○ **Gebruik aanwijzingen:** Combineer stretchen met dagelijkse activiteiten, zoals stretchen na het tandenpoetsen of tijdens tv-commercials, om een natuurlijke herinnering te creëren
.

3. **Volg uw voortgang:**
   - ○ **Houd een dagboek bij:** Registreer uw stretchactiviteiten in een dagboek om uw voortgang te volgen en gemotiveerd te blijven.
   - ○ **Vier mijlpalen**: Erken en vier kleine prestaties, zoals grotere flexibiliteit of het voltooien van een volledige week stretchen.

4. **Blijf gemotiveerd:**
   - ○ **Leuke routine:** Kies rekoefeningen die u leuk vindt en waar u zich goed bij voelt. Hierdoor is de kans groter dat u zich aan uw routine houdt.
   - ○ **Betrek anderen:** Rek je uit met een vriend, familielid of doe mee aan een les. Sociale interactie kan de activiteit leuker maken en u verantwoordelijk houden.

5. **Gebruik technologie:**
   - **Herinneringen instellen:** Gebruik uw telefoon of een stretch-app om herinneringen en waarschuwingen in te stellen om u te vragen te stretchen.
   - **Volg onlineprogramma's:** Neem deel aan online stretchprogramma's of video's die zijn ontworpen voor senioren om uw routine gevarieerd en interessant te houden.

6. **Pas je aan je levensstijl aan:**
   - **Wees flexibel:** Als u een sessie mist, raak dan niet ontmoedigd. Hervat eenvoudigweg uw routine zo snel mogelijk.
   - **Integreer in het dagelijks leven:** Integreer stretchen in dagelijkse activiteiten, zoals tijdens het wachten tot de ketel kookt of na het tuinieren.

7. **Let op je lichaam:**
   - **Luister naar je lichaam:** Let op hoe uw lichaam voelt tijdens en na het strekken. Pas de intensiteit en duur aan op basis van uw comfortniveau.

- Rust wanneer dat nodig is: Als u pijn of overmatig ongemak voelt, neem dan een pauze en laat uw lichaam rusten.

8. **Zoek professionele begeleiding:**
   - **Raadpleeg deskundigen:** Als u niet zeker bent over uw rektechniek of -routine, vraag dan advies aan een fysiotherapeut of fitnessprofessional.
   - **Regelmatige check-ins:** Bespreek uw voortgang en routine regelmatig met een professional om er zeker van te zijn dat u op de goede weg bent.

Praktische tips voor consistentie:
- **Visuele herinneringen**: Plaats notities of visuele aanwijzingen in uw huis om u eraan te herinneren dat u zich moet uitrekken.
- **Comfortabele omgeving**: Creëer een speciale, comfortabele ruimte om te stretchen met een mat en eventuele benodigde rekwisieten.
- **Positieve versterking**: Beloon uzelf als u consequent blijft, of het nu om een kleine traktatie gaat of om een ontspannende activiteit waar u van geniet.

Door deze strategieën te integreren, kunt u een consistente en effectieve stretchroutine ontwikkelen die naadloos in uw dagelijks leven past. Regelmatig strekken zal u helpen de flexibiliteit te behouden, de stijfheid te verminderen en uw algehele gezondheid en welzijn te verbeteren, waardoor u jarenlang actief en onafhankelijk kunt blijven.

Stretching combineren met andere oefeningen

Het integreren van stretchen met andere vormen van lichaamsbeweging kan een goed afgeronde fitnessroutine creëren die de algehele gezondheid, flexibiliteit en kracht verbetert. Voor senioren kan het combineren van stretchen met aerobe, kracht- en balansoefeningen de fysieke fitheid optimaliseren en het dagelijks functioneren verbeteren. Hier leest u hoe u stretchen effectief kunt integreren in een uitgebreid trainingsregime:

1. **Vóór het sporten: dynamisch stretchen**

    o **Opwarmroutine:** Begin met dynamische rekoefeningen die uw spieren zachtjes voorbereiden op intensievere activiteit. Dynamisch strekken omvat gecontroleerde bewegingen die uw bewegingsbereik geleidelijk vergroten.

- o **Voorbeelden:** Armcirkels, beenschommelingen en loopbewegingen kunnen de bloedstroom helpen verbeteren en de flexibiliteit verbeteren.

2. **Tijdens het sporten: Actief stretchen**

- o **Integreer stretchen:** Voeg actief stretchen toe aan uw training. Voer bijvoorbeeld na een reeks krachtoefeningen een gerelateerde rekoefening uit om de spieren flexibel te houden en de stijfheid te verminderen.
- o **Voorbeelden:** Voer na een reeks squats een quadriceps-stretch uit; Strek na de oefeningen van het bovenlichaam de borst en schouders.

3. **Na het sporten: statisch stretchen**

- o **Afkoelroutine:** Sluit uw training af met statisch stretchen om de spieren te helpen ontspannen en de flexibiliteit te verbeteren. Statisch rekken houdt in dat u een rekoefening gedurende 15-30 seconden vasthoudt zonder beweging.
- o **Voorbeelden:** Hamstringstrekken, kuitstrekken en zittende voorwaartse

buigingen kunnen de spierspanning helpen verminderen en het herstel bevorderen.

4. **Combineren met aërobe oefeningen**
   - **Wandelen of joggen:** Begin met een warming-up met dynamisch stretchen. Voer na uw aërobe sessie statische rekoefeningen uit om de spieren te helpen ontspannen en stijfheid te voorkomen.
   - **Voorbeeld Routine:** Begin met beenzwaaien en armcirkels voordat u gaat lopen. Voer na uw wandeling kuitstrekkingen, hamstringstrekkingen en een zittende voorwaartse buiging uit.

5. **Combineren met krachttraining**
   - **Pre-workout:** Opwarmen met dynamische rekoefeningen gericht op de spiergroepen waaraan u gaat werken.
   - **Intra-workout:** Voer actieve rekoefeningen uit tussen sets om de flexibiliteit te behouden.
   - **Na de training:** Sluit af met statische rekoefeningen om het spierherstel en de flexibiliteit te verbeteren.
   - **Voorbeeld Routine:** Opwarmen met lopende lunges en armzwaaien. Tussen de

sets gewichtheffen door, doe je schouderrekoefeningen. Strek na de sessie uw borst, quads en hamstrings.

6. **Combineren met evenwichtsoefeningen**
   - **Yoga en Tai Chi:** Zowel yoga als Tai Chi integreren stretching met balans- en krachtoefeningen, waardoor flexibiliteit, stabiliteit en ontspanning worden bevorderd.
   - **Dagelijkse praktijk:** Neem yoga- of Tai Chi-sessies op in uw wekelijkse routine voor een holistische benadering van fitness.
   - **Voorbeeldroutine:** Voeg yogahoudingen toe zoals een neerwaartse hond, krijgerhouding en kat-koe-rekoefeningen om de flexibiliteit en het evenwicht te verbeteren.

Praktische tips voor integratie:
- **Plan uw routine:** Plan specifieke tijden voor stretchen binnen uw trainingsplan. Dit zorgt ervoor dat u consequent stretchen in uw fitness regime opneemt.

- **Evenwichtige aanpak:** Streef naar een uitgebalanceerde routine met een mix van rek-, aerobe-, kracht- en evenwichtsoefeningen om alle aspecten van fysieke fitheid te dekken.

- **Pas de intensiteit aan:** Pas de intensiteit en duur van het strekken aan op basis van het type en de intensiteit van de andere oefeningen die u uitvoert.

- **Blijf gehydrateerd:** Drink veel water voor, tijdens en na het sporten om uw spieren gehydrateerd te houden en het risico op krampen te verminderen.
- **Luister naar je lichaam**: Let goed op hoe je lichaam reageert op de gecombineerde oefeningen. Pas uw routine indien nodig aan om overbelasting en letsel te voorkomen.

Veiligheidstips:
- **Goed opwarmen**: Begin altijd met een warming-up om uw spieren voor te bereiden op intensievere activiteiten en om de kans op blessures te verkleinen.
- **Focus op vorm**: Gebruik de juiste vorm voor alle rekoefeningen en oefeningen om de voordelen te maximaliseren en het risico op blessures te minimaliseren.

- **Vermijd overstrekking:** Strek tot het punt van milde spanning, geen pijn. Overstrekking kan leiden tot spierspanning of letsel.
- **Raadpleeg een professional:** Als u niet zeker weet of u stretchen met andere oefeningen kunt combineren, vraag dan advies aan een fitnessprofessional of fysiotherapeut.

Door stretchen te combineren met andere soorten oefeningen, kunt u een uitgebreide fitness routine creëren die de flexibiliteit, kracht, balans en algehele gezondheid verbetert. Deze geïntegreerde aanpak zorgt ervoor dat u actief, mobiel en onafhankelijk blijft, waardoor een hogere levenskwaliteit wordt ondersteund.

Conclusie

Het opnemen van regelmatig stretchen in uw dagelijkse routine biedt een schat aan voordelen. Rekken vergroot de flexibiliteit, waardoor u zich gemakkelijker kunt bewegen bij dagelijkse activiteiten. Het verlicht spierspanning en stijfheid en bevordert een gevoel van ontspanning en welzijn.

Door de bloedsomloop te verbeteren ondersteunt stretchen de algehele cardiovasculaire gezondheid en helpt het bij het herstelproces na lichamelijke activiteit. Bovendien helpt consistent strekken om de juiste houding te behouden, het risico op blessures te verminderen en zelfs chronische pijn in gebieden zoals de rug, nek en schouders te verlichten.

Uw toewijding aan een regelmatige stretching routine is een krachtige stap in de richting van het behouden en verbeteren van uw lichamelijke gezondheid. Het is nooit te laat om te beginnen, en alle kleine beetjes tellen. Door actief te blijven en stretchen in uw dagelijks leven te integreren, investeert u in uw toekomstige mobiliteit en onafhankelijkheid. Vergeet niet dat de sleutel consistentie is. Maak stretchen tot een natuurlijk onderdeel van uw ochtend- en avondroutine, neem het op in uw dagelijkse activiteiten en combineer het met andere vormen van lichaamsbeweging voor een goed afgerond fitness regime.

Je lichaam zal je dankbaar zijn voor de zorg en aandacht die je geeft door middel van deze zachte bewegingen. Blijf dus in beweging, blijf flexibel en blijf genieten van de vele voordelen die een speciale stretch oefening met zich meebrengt. Op een gezondere, actievere jij in je gouden jaren.

Bijlage

Verklarende woordenlijst

Om u te helpen bij het begrijpen van rekoefeningen en fitness terminologie, volgen hier enkele belangrijke termen die vaak in deze handleiding worden gebruikt:

1. **Dynamisch stretchen**: Rekoefeningen waarbij continue beweging betrokken is en die doorgaans worden uitgevoerd als onderdeel van een warming-up routine om de spieren voor te bereiden op fysieke activiteit.

2. **Statisch strekken:** Rek Oefeningen waarbij u gedurende een bepaalde periode (meestal 15-30 seconden) een rekpositie aanhoudt zonder beweging, gericht op het verbeteren van de flexibiliteit en het verminderen van spierspanning.

3. **Flexibiliteit**: Het vermogen van spieren en gewrichten om hun volledige bewegingsbereik te doorlopen zonder ongemak of beperking.

4. **Bewegingsbereik (ROM):** De mate waarin een gewricht in verschillende richtingen kan bewegen, waaronder flexie, extensie, abductie en adductie.

5. **Mobiliteit**: Het vermogen om vrij en gemakkelijk te bewegen, waarbij zowel flexibiliteit als gewrichtsfunctie betrokken zijn.

6. **Spierstijfheid:** Een gevoel van weerstand of spanning in de spieren, vaak als gevolg van langdurige immobiliteit of fysieke inspanning.

7. **Houding:** De uitlijning van de lichaamsdelen ten opzichte van elkaar tijdens het staan, zitten of liggen. Een goede houding helpt belasting van spieren en gewrichten te voorkomen.

8. **Opwarming:** Zachte oefeningen die vóór een training of fysieke activiteit worden uitgevoerd om het lichaam voor te bereiden door de hartslag, bloedsomloop en flexibiliteit te verhogen.

9. **Afkoelen:** Zachte oefeningen of rekoefeningen die worden uitgevoerd na een training of fysieke activiteit om de hartslag geleidelijk te verlagen, spierpijn te voorkomen en ontspanning te bevorderen.

10. **Evenwichtsoefeningen:** Activiteiten die zijn ontworpen om de stabiliteit te verbeteren en vallen te voorkomen door de proprioceptie (bewustzijn van de lichaamspositie) te verbeteren en de spieren te versterken die betrokken zijn bij het handhaven van het evenwicht.

11. **Aërobe oefening:** Lichamelijke activiteit die de hartslag en het zuurstofverbruik gedurende een langere periode verhoogt, zoals wandelen, zwemmen of fietsen, om de cardiovasculaire gezondheid te verbeteren.

12. **Krachttraining:** Oefeningen waarbij gebruik wordt gemaakt van weerstand (bijvoorbeeld gewichten, weerstandsbanden) om de spieren te versterken, de spiertonus te verbeteren en de algehele fysieke kracht te verbeteren.

13. **Proprioceptie:** Het vermogen van het lichaam om zijn positie en beweging in de ruimte waar te nemen, cruciaal voor evenwicht, coördinatie en efficiënte beweging.

14. **Fysieke fitheid**: Algehele gezondheid en welzijn bereikt door regelmatige fysieke activiteit, inclusief cardiovasculair uithoudingsvermogen, spierkracht, flexibiliteit en evenwicht.

15. **Chronische pijn:** Aanhoudende pijn die weken, maanden of jaren aanhoudt, vaak geassocieerd met aandoeningen zoals artritis of rugpijn.